DES ALCALOÏDES

DE LEUR VALEUR ET DE LEUR IMPORTANCE

EN THÉRAPEUTIQUE

LA MÉDECINE DOSIMÉTRIQUE

SES MOYENS, SON UTILITÉ ET SES AVANTAGES POUR LES MALADES

PAR

Le Docteur Horace BÉCLU

Ancien professeur d'histoire naturelle médicale
à l'Association polytechnique,
Membre lauréat de l'Institut de médecine dosimétrique.

PRIX : 2 FRANCS

PARIS
CHEZ L'AUTEUR, 11, RUE DU HAVRE

1885

OUVRAGES DU MÊME AUTEUR

1° **Nouveau traité des propriétés médicinales des plantes exotiques et indigènes du commerce.**

2° **De l'Hémorrhagie cérébrale.** — Ses causes, son traitement, cure possible de cas même graves par la médecine dosimétrique.

3° **Nouveau traité de la Goutte.** — Moyens de la prévenir. — Moyens de la guérir.

IMP. GEORGES JACOB, — ORLÉANS.

DES ALCALOÏDES

DE LEUR VALEUR ET DE LEUR IMPORTANCE

EN THÉRAPEUTIQUE

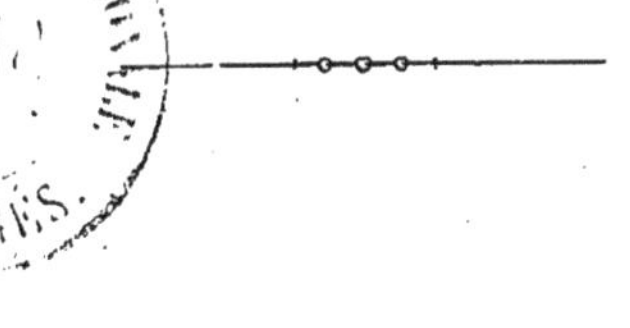

CHAPITRE PREMIER

Utilité des plantes en médecine. — Pourquoi il y a profit à les remplacer par leurs principes actifs, ou *alcaloïdes*.

Dans un ouvrage publié en 1872, nous avons cherché à faire apprécier tous les avantages de la thérapeutique végétale. Faisant allusion à la méthode expectante qui semblait nous envahir, nous disions : « A défaut de toute thérapeutique, ne pourrions-nous pas au moins faire usage des plantes dont l'emploi est si simple, si facile et si économique ? »

A vrai dire, ajoutions-nous, les progrès toujours croissants de la chimie moderne nous ont mieux fait connaître la composition des diverses substances immédiates et nous ont fourni ainsi des ressources non seulement plus nombreuses, mais dont l'emploi est susceptible d'une précision beaucoup plus grande.

Mais à cette époque, ces produits pharmaceutiques coûtaient très cher, et d'ailleurs il était assez difficile de se les procurer en France de l'avis même du regretté professeur Gubler.

Nous entrevoyions donc déjà à cette époque la question si importante des Alcaloïdes végétaux ; mais à cause de l'impossibilité réelle de se les procurer, et comme en outre, pour certaines plantes, il n'est pas toujours nécessaire d'isoler ces principes, nous concluions en disant : « Il suffit que le praticien soit sûr de les trouver dans un végétal bien conservé pour être certain de l'effet thérapeutique qu'il veut produire. »

Cela est encore vrai aujourd'hui. Les plantes sauvages, en effet, malgré l'extension de la culture qui envahit tout, poussent encore dans toutes les contrées. La nature prodigue les fait naître avec profusion autour de nous. Le tout est de savoir en tirer parti. Et de fait, dans tous les temps, le règne végétal a fourni à la Thérapeutique ses armes les plus puissantes. Aussi, aux temps les plus reculés, dès que l'homme s'est mis à observer la nature, il a su trouver le remède à côté du mal.

C'est ainsi qu'il employa d'abord les plantes, les *simples*, comme on disait autrefois ; ces *simples*, qui pourtant renferment en elles des principes extractifs admirables, comme la gangue, les métaux précieux.

Autrefois les médecins guérissaient les fièvres intermittentes avec des plantes croissant dans les marais.

La découverte du Nouveau-Monde nous procura le quinquina. Cette merveilleuse écorce nous était-elle nécessaire, elle qui ne guérit aussi la fièvre intermittente que parce qu'elle-même est une habitante des régions palustres de l'Amérique du Sud? Mais attendons. La chimie, à une époque qui n'est pas si éloignée de nous, a pris tout d'un coup un nouvel essor. Avec ses analyses, elle nous fit connaître la composition de certaines plantes, et ses travaux amenèrent la découverte d'une quantité relativement considérable de principes constants d'une efficacité, dans les maladies, aussi grande que leur puissance.

Il était dès lors impossible de ne pas admirer les succès éclatants de la Thérapeutique nouvelle, de la Thérapeutique qui désormais allait s'appuyer sur la découverte et l'étude des propriétés de la quinine, de la morphine, de la digitaline, de l'aconitine, de la vératrine, de la strychnine, de l'hyosciamine, de l'atropine, de la cicutine et de tant d'autres, sans parler ici des sels minéraux, tels que l'iodure et le bromure de potassium, le chloroforme, et du chloral, etc.

Avec de pareilles armes, mises aux mains des médecins, on comprend très bien l'amoindrissement progressif de la Thérapeutique végétale, et aussi le rejet en bloc de la vieille Pharmacopée, qui semblait n'être que l'héritage suranné du galénisme et de la médecine arabe, laquelle, avec ses formules compliquées, ses arcanes mystiques, seconda singulièrement le mysticisme empirique du moyen-âge, et put jusqu'à nos jours imprimer à la Thérapeutique une activité considérable sans doute, mais désordonnée et scientifiquement aveugle toujours.

Mais notre but n'est point de rechercher les diverses solutions qu'a reçues la Thérapeutique générale, depuis l'origine de la médecine, solutions qui ont paru bien plus dépendre des systèmes régnants et quelquefois du caractère et du tempérament de certains médecins, que d'une expérimentation rigoureusement scientifique.

Ce qu'il nous suffit ici de prouver, c'est qu'aux médicaments composés, il faut opposer des médicaments définis ; c'est qu'aux plantes-mères, à la belladone, par exemple, à la digitale, à la jusquiame d'un effet si souvent douteux et quelquefois terrible, on doit préférer leurs alcaloïdes avec lesquels on sait ce que l'on fait, avec lesquels on fait ce que l'on veut, avec lesquels on sait où l'on va, avec lesquels il n'y a jamais de danger, quand on les administre d'une certaine manière.

Ce sera l'objet de cette étude.

CHAPITRE II

Classification des plantes toxiques. — Incertitude de leurs effets comparée à la sûreté thérapeutique des alcaloïdes.

Les plantes qui nous donnent les alcaloïdes les plus puissants appartiennent toutes ou presque toutes à la classe des poisons.

C'est ainsi que parmi les poisons irritants, nous trouvons la coloquinte, l'aconit, la colchique, etc.

Parmi les narcotiques ou stupéfiants, on voit l'opium extrait du pavot, la jusquiame, etc.

Parmi les poisons narcotico-âcres : les strychnées, la

belladone, la digitale, la coque du Levant, le seigle ergoté, la ciguë, etc., etc.

En général, le mot poison sonne mal. Aussi est-il utile de dire que si la nature nous offre parfois des substances ou des plantes médicinales dans l'état sous lequel elles doivent être administrées, par contre il en est d'autres qui ont besoin de subir certaines opérations pharmaceutiques pour pouvoir être absorbées par le malade à titre de médicament. Qu'une plante en nature, l'aconit par exemple, soit, sur l'avis d'un ignorant, donnée en infusion à un malade, cette infusion souvent constituera un breuvage promptement mortel. Cela ne s'est vu que trop souvent dans nos campagnes. Certains auteurs cependant prétendent qu'on peut manger impunément ses jeunes pousses. Linnée rapporte que dans certaines contrées du Nord cette plante est employée comme aliment. Cependant, dans nos climats, les jeunes pousses de l'aconit n'ont-elles pas été prises quelquefois pour du céleri et n'ont-elles pas ainsi déterminé l'empoisonnement? La plante qui vient du Nord est-elle plus inoffensive ou moins énergique que celle qui nous vient du Midi? Cela est vrai. Mais alors, quelle incertitude! Saurons-nous jamais d'où vient l'aconit que nous délivre le pharmacien? Le sait-il lui-même? Non.

La ciguë, la grande ciguë tachetée, à laquelle la mort de Socrate a donné une célébrité historique, et que l'on considère encore aujourd'hui, et à bon droit, comme un poison narcotico-âcre très actif, d'autant plus actif que la plante a cru dans un climat plus chaud, a, dans certains pays humides et froids, tellement perdu de ses propriétés toxiques, que les habitants la mangent sans en ressentir le moindre accident.

La digitale cultivée renferme généralement peu ou point de principe actif.

Le bulbe de colchique, du colchique tue-chien, perd ses redoutables propriétés quand il a fleuri et produit ses feuilles.

Parlerons-nous de la belladone, cette plante dont toutes les parties sont un poison narcotico-âcre très actif? Sur place seulement, à combien d'accidents n'a-t-elle pas donné lieu. Ses fruits sont particulièrement dangereux; ils sont un trompe-l'œil pour les enfants, qui les prennent pour des guignes et qui en les mangeant s'empoisonnent. Mais à l'état sec, combien de fois n'a-t-on pas pris les feuilles de belladone pour des feuilles de chicorée? Il est arrivé souvent aussi que des feuilles de belladone, vieillies pourtant, datant de deux et trois années, administrées en décoction, une pincée en lavement, ont produit de véritables empoisonnements; d'autres fois l'effet contraire s'est produit, et non seulement il n'y a pas eu d'empoisonnement, mais on n'a obtenu aucun effet.

Nous pourrions multiplier ces exemples, mais ils sont trop connus pour que nous insistions. Nous savons déjà à quoi nous en tenir sur les infusions et les décoctions. Par la forme pharmaceutique proprement dite, la plante administrée soit en poudre, soit en extrait, soit en teinture, le danger devient-il moins grand? A cela nous répondons : Que si selon leur fraîcheur ou leur ancienneté, le lieu et le temps où elles ont été récoltées, suivant le mode de préparation auquel on les soumet, les plantes nous donnent des produits différents en quantité, en qualité et en énergie; par conséquence, les extraits, les teintures éthérées ou alcooliques, qui renferment les principes actifs de ces plantes, peuvent avoir une puissance et produire, à l'insu du médecin, des effets fort différents, quand ils ne sont pas dangereux.

L'incertitude, l'impuissance ou le danger du médicament n'ont-ils pas été cause du scepticisme en médecine ? Nous le croyons. La désespérance est venue pour le médecin, qui n'a pu voir une seconde fois se réaliser un effet qu'il avait antérieurement obtenu. On ne peut faire de la bonne médecine qu'avec de bons médicaments. L'expectation est la négation de l'art. Malgré l'inefficacité de certaines préparations, on conçoit mal la douce indifférence de l'homme qui sait pourtant, de l'homme qui a travaillé et qui doit connaître l'action du médicament, et dont le rôle est avant tout de chercher à guérir ou tout au moins de soulager son semblable.

Faire un bon diagnostic, c'est bien, c'est faire œuvre de savant si l'on veut ; mais sans thérapeutique, le diagnostic sera toujours sombre, parce qu'alors la médecine ne peut être que la science de la mort.

Pour nous qui croyons fermement à la thérapeutique pharmacologique, reconnaissant surtout l'efficacité des principes actifs connus et étudiés, tant au point de vue chimique que physiologique, nous pensons qu'il n'y a pas de médecine possible sans thérapeutique. La médecine sera la science de la vie, ou alors elle ne sera qu'une inutile histoire naturelle. La nature est bonne mère, mais il ne faut pas oublier le précepte : *Quo tendit natura, eo ducenda.* La nature est bonne mère, oui, mais elle est souvent impuissante ; il faut savoir apprécier et connaître ses tendances, si l'on veut lui venir en aide par une médication à la fois rationnelle et puissante.

CHAPITRE III

L'emploi des alcaloïdes en médecine est basé sur la connaissance de leurs effets physiologiques.

Autrefois, dans les fièvres intermittentes, on donnait le quinquina, et bien souvent sans obtenir l'effet qu'on en attendait. Pourquoi? Parce que, comme chacun sait, certaines écorces de l'arbre du Pérou ne renferment que peu ou pas de quinine.

En voyant aujourd'hui la quinine si universellement employée, disons mieux, si universellement appréciée pour son action thérapeutique comme antipyrétique et antipériodique, on se demande pourquoi les autres alcaloïdes sont moins eu faveur auprès des praticiens.

Est-ce que, par exemple, la chimie aurait plus de difficulté à extraire de la digitale, de la belladone et de tant d'autres plantes leurs principes actifs, que du quinquina la quinine?

La digitale nous donne un principe défini, la digitaline; la belladone, l'atropine; la jusquiame, l'hyosciamine, comme le quinquina donne la quinine.

L'action physiologique des plantes est aujourd'hui bien connue, mais celle des alcaloïdes ne l'est pas moins et est souvent la même que celle de la plante.

La quinine, ou mieux son sulfate, a une influence favorable sur la fièvre intermittente, parce qu'il agit sur les nerfs vaso-moteurs. Mais par contre les autres alcaloïdes n'agissent pas autrement bien souvent. D'ailleurs, les uns portent plus spécialement leur action sur le système cérébro-spinal, les autres sur le système grand-sympathique ou vaso-moteur. D'autres encore modifient la sensibilité, d'autres enfin la motricité.

Ce sont là les enseignements de la physiologie. Sont-ils toujours d'accord avec l'observation clinique? Ce qu'il y a de certain, c'est que la machine humaine est composée d'une infinité de rouages, dépendant tous les uns des autres, mais placés directement sous l'influence des globules sanguins et du système nerveux. Or, tous ces rouages sont mis en action par l'acte de la calorification, et cette calorification elle-même est le résultat des actes de composition assimilatrice et de décomposition désassimilatrice qui se passent dans tout l'organisme et constituent le travail de la nutrition. Cette chaleur toute vitale est ensuite répartie dans l'économie tout entière par le système de la circulation, pendant que le système nerveux est chargé de la régulariser, de l'équilibrer.

Or, que par une cause ou par une autre, vienne à se rompre cet ensemble harmonique de la vie, on voit de quelle puissance peuvent être, entre les mains du praticien habile, les alcaloïdes, ces *puissants modificateurs vitaux*, comme on s'est plu à les appeler. Mais pourtant nos paroles ne doivent pas dépasser notre pensée. La physiologie avec la chimie et la physique ont fait faire à la médecine un grand pas. Mais il ne faut pas oublier qu'en clinique les faits sont le plus souvent complexes. Le véritable praticien saura donc tenir compte des découvertes de la science, mais il n'oubliera jamais que la médecine est avant tout une science toute d'observation. Pour notre propre compte, nous avons toujours pensé que plus on a de moyens, plus on a de pouvoir contre les maladies. Nous n'avons pas craint de mettre la main à l'œuvre, pensant que tout travail devant conduire au progrès de la science et au bonheur de l'homme se trouve par le fait ennobli. Trop souvent on est resté impuissant en face d'une infinité d'affections, qui pourtant sont loin d'être toujours incurables et pour la guérison desquelles médecins et malades ont perdu tout espoir.

Simple dans ses principes, variée dans ses ressources, l'alcaloïdo-thérapie, telle que nous la comprenons, est une thérapeutique raisonnée, qui n'attend rien du hasard, et dont le rare bonheur est de voir les résultats de ses actes d'accord avec ses prévisions.

CHAPITRE IV

Supériorité de la forme granulaire. — C'est elle qui a permis de généraliser l'emploi thérapeutique des alcaloïdes, dont la dosimétrie a formulé les règles. — Opinion du docteur Munaret.

Les plantes n'agissent comme médicament que par l'alcaloïde qu'elles renferment ; mais elles renferment, outre l'alcaloïde ou principe médicamenteux actif, d'autres principes amers et toxiques, qui rendraient leur emploi en substance dangereux. La plante pour être administrée au malade doit donc, comme nous l'avons vu plus haut, revêtir différentes formes pharmaceutiques. Or, doit-on, peut-on remplacer la plante par l'alcaloïde, et les différentes préparations pharmaceutiques par une seule préparation : l'alcaloïde granulé. C'est ce que nous allons voir. M. Bouchardat, dans son *Nouveau Formulaire magistral*, dit, en parlant des granules : « Cette forme pharmaceutique présente les avantages d'assurer la conservation et de faciliter l'administration des médicaments. »

Cazin, dans son *Traité pratique et raisonné des plantes médicinales indigènes*, dit, à l'article : *digitaline*, nous citons textuellement : « Le dosage et l'emploi de la digitaline exigent beaucoup de prudence. Suivant MM. Homolle et Quevenne, 4 milligrammes de digitaline répondent pour l'énergie d'action à 4 centigrammes de poudre de digitale préparée avec le plus grand soin et prise en nature. C'est donc une énergie centuple de la préparation jusqu'ici réputée la plus active et la plus constante dans ses effets. De là ressort la nécessité d'un dosage sûr et facile. La forme de granules paraît aux *auteurs* (M. Cazin écrivait ceci en 1858) le mieux répondre à cette nécessité, puisque le dosage se borne, pour le pharmacien, comme pour le malade, à compter le nombre de granules (milligrammes de digitaline) que l'on veut administrer. Ces granules étant d'ailleurs d'une solubilité complète, l'on n'a point à redouter qu'ils résistent, comme certaines pilules composées, à l'action dissolvante de l'estomac. Ils offrent un autre avantage non moins précieux, c'est de constituer un médicament toujours identique, et parfaitement inaltérable, dans lequel la saveur amère intense de la digitaline est entièrement dissimulée. »

Les avantages de la forme granulaire si bien mis en évidence par Cazin, pour ce qui concerne la digitaline, sont les mêmes pour bon nombre d'autres alcaloïdes qu'on a souvent tout intérêt à introduire directement dans l'estomac, si l'on veut éviter l'irritation des premières voies comme cela a lieu avec l'aconitine, la quinine, la colchicine, la vératrine, la santonine, la strychnine, la brucine, etc., etc.

Mais il nous semble avoir, jusqu'à présent, suffisamment démontré la supériorité de l'alcaloïde sur la plante, celle du granule sur les autres préparations pharmaceutiques. Nous pensons donc que plus rien ne s'oppose à l'introduction dans la pratique de ces puissants modificateurs thérapeutiques.

La physiologie expérimentale, comme nous l'avons déjà dit, nous a largement éclairé sur la manière d'agir de ces principes ; mais il ne doit pas être ici question d'expériences *in animâ vili*, expériences qui d'ailleurs nous éclairent mal, les animaux sur lesquels on fait ces essais étant en état physiologique et par conséquent très impressionnables à la moindre intoxication. C'est sur le malade surtout que l'expérimentation a de la valeur. C'est dans l'état de tension où se trouve l'économie par suite de l'excitation des systèmes nerveux et vasculaire, qu'on peut juger de l'effet d'un médicament. Qu'on donne, par exemple, de l'aconitine à un sujet sain, on obtiendra facilement de l'aconitisme ; dans la fièvre, au contraire, il faudra souvent des doses énormes de cet alcaloïde pour ramener le pouls et la chaleur à une moyenne normale. La digitaline calme le cœur, mais il en faut des doses bien plus fortes dans les affections aiguës que dans les maladies chroniques. Il en est de même de tous les alcaloïdes. Ceux-ci sont donc appelés à jouer un grand rôle en thérapeutique. M. Debout n'a-t-il pas dit : la découverte des alcaloïdes végétaux est une des conquêtes les plus importantes du commencement de ce siècle, celle qui sauve du naufrage la flore médicale et qui déroute le scepticisme moderne. On ne pourra toujours pas dire d'eux : hâtez-vous de vous en servir pendant qu'ils guérissent. Car ils guériront toujours, puisqu'ils auront toujours des propriétés immuables, comme en ont toutes les plantes qui ont été employées depuis les temps les plus reculés, jusqu'à nos jours. L'alcaloïde granulé est un progrès, voilà tout. Il constitue un médicament à la fois sûr et agréable, que l'on peut avoir toujours à sa disposition. Mais, il fant bien le dire : les alcaloïdes, comme beaucoup d'autres agents thérapeutiques ne peuvent être efficaces que s'ils sont donnés avec sagacité.

Il y a quelque vingt ans, les alcaloïdes étaient certes bien connus, mais ils étaient peu employés parce qu'on ne savait pas s'en servir, parce qu'on en avait peur. Il appartenait au professeur Burggraeve de vulgariser et de systématiser leur emploi. Professeur émérite de l'Université et chirurgien en chef de l'hôpital civil de Gand, il essaya d'abord l'action des alcaloïdes sur lui-même, sur ses malades ensuite. Encouragé par les succès, c'est alors qu'il résolut de se consacrer entièrement à la réforme thérapeutique à laquelle il a attaché son nom, et que tout le monde médical et le public connaissent aujourd'hui sous le titre de Dosimétrie.

La Dosimétrie, puisqu'il vient d'en être question, qu'il nous soit permis d'en dire un mot. Le mot Dosimétrique veut dire la juste appropriation du remède au malade et à la maladie, selon le vœu et le sens de la nature, bien entendu. La Dosimétrie est à la fois un système médical et une réforme pharmaceutique. Elle ne procède que par petites doses données coup sur coup, jusqu'à effet médicamenteux.

Elle a la prétention de juguler les maladies aiguës à leur début et de prévenir ainsi les lésions anatomo-pathologiques qui malheureusement une fois établies sont au-dessus des ressources de l'art. Elle tient compte des causes de la maladie, afin de parer à leurs effets, par le remède approprié. Mais elle sait aussi tenir compte des symptômes par lesquels l'organisme malade exprime ses souffrances, et souvent dans ce cas, elle guérit en faisant taire la douleur.

Dans les maladies chroniques, elle ne reste point désarmée, comme cela a lieu trop souvent en médecine ordinaire, en disant : Il n'y a plus rien à faire. Mais si dans les maladies aiguës elle veut que les doses soient d'autant plus rapprochées que l'affection est plus aiguë, au contraire, dans les maladies chroniques, elle agit avec d'autant plus de lenteur que la maladie dure depuis longtemps. Et encore là souvent elle peut maîtriser le mal en s'attaquant directement à la diathèse, et aussi en soulageant les souffrances du malade par la puissance et le bon choix du remède.

En un mot aux maladies aiguës, la Dosimétrie oppose un traitement aigu ;

Aux maladies chroniques, un traitement chronique.

La méthode Dosimétrique emprunte ses moyens aux

règnes animal, végétal, minéral et aux corps intermédiaires, tels que les métalloïdes : l'iode, le brôme etc.

Mais elle a eu surtout le mérite, grand à nos yeux, de vulgariser l'emploi des alcaloïdes en thérapeutique, mais non pas seulement des alcaloïdes végétaux, mais aussi des sels et de tous ces beaux produits dont la chimie moderne nous a dotés depuis quelques années.

Elle a vraiment sa place dans la réforme pharmaceutique, celle qui tend à amener la thérapeutique à la hauteur des progrès de la science moderne.

On peut donc dire de la méthode dosimétrique qu'elle est : la médecine du bon sens, aidée des ressources de la science moderne, en même temps qu'elle est une médecine d'action. L'œuvre du professeur de Gand, comme l'a dit Marchal de Calvi est et restera une œuvre considérable. Mais comme toute réforme à son levant, cette méthode a eu ses détracteurs et ses enchérisseurs. Ses détracteurs jusqu'à présent, que nous sachions, ne lui ont point fait de mal, au contraire. Ses surenchérisseurs, par leur vanité ou leurs prétentions personnelles exagérées pourraient plutôt la perdre. Ce qu'il y a de certain, c'est que l'œuvre de Burggraeve est une œuvre originale à laquelle on ne touchera pas, sans la déflorer. Elle ne sera belle et vraie, qu'autant qu'elle restera telle qu'elle est sortie des mains de son créateur. Pour nous qui avons consacré les plus belles années de notre existence à l'étude des propriétés médicinales des plantes et de leurs principes immédiats, nous avons vu cette dernière étude singulièrement facilitée par l'étude et la lecture des œuvres du maître.

Nous tenons à lui rendre publiquement cet hommage. Notre admiration pour Burggraeve est donc à la fois sincère et désintéressée. Mais que si notre assertion pouvait être contredite ou dénaturée par certaines personnes malveillantes ou intéressées (laissant ici de côté les ignorants), il nous serait peut être permis de rappeler ici l'opinion que s'était fait de la Dosimétrie, un médecin de la plus haute valeur dont la science déplore encore la perte. Nous voulons parler de Munaret, le spirituel auteur d'un livre qui figure sur les rayons de toutes les bibliothèques (*Le Médecin des villes et des campagnes*). Cet esprit fin, après une sérieuse expérimentation préalable, n'avait pas hésité à arborer, avec l'indépendance qui faisait le fonds de son caractère franc et loyal, le drapeau de la nouvelle doctrine. Dans le numéro du 15 juillet 1877 du *Lyon médical*, il avait publié sur ce sujet une de ces causeries si pleines d'humour, dont il avait le secret. Or pour compléter ce qui précède, nous croyons bon de lui faire les quelques emprunts suivants ; que nos lecteurs, nous en sommes convaincus, nous sauront gré de trouver reproduits dans ces colonnes.

Le docteur Munaret et la dosimétrie.

« La méthode dosimétrique, dit Munaret, est plus qu'un système, c'est une réforme ; — car le système n'est qu'une idée, — tandis qu'une réforme (du latin *reformare*) indique une forme nouvelle et meilleure d'une chose qui est et a sa raison d'être.

« C'est donc une réforme de toute la thérapeutique, ni plus ni moins, c'est-à-dire une thérapeutique *adæquate* à la nature et à la marche de chaque maladie, qui emploie les principes immédiats de la substance médicamenteuse, — les alcaloïdes, — sous forme de granules parfaitement solubles, de manière à être promptement absorbés, sans provoquer chez nos malades ni dégoût, ni malaise.

« Avec ces granules, on sait ce qu'on donne, combien on donne, et l'on est pas exposé, comme avec les préparations de la pharmacopée officielle, à en donner plus ou moins qu'il ne faut, presque au hasard, étant administrés par centigrammes, milligrammes et même par demi-milligrammes, *jusqu'à effet physiologique*, ou sédation des symptômes.

« Une telle simplification dans la forme et la composition, s'alliant à une précision plus grande et une administration plus commode du médicament, ne pouvait pas échapper à l'attention de l'un des plus grands praticiens de la Belgique.

« Ce qui affirme la gloire de Burggraeve, c'est d'avoir voulu et de pouvoir remettre en pleine lumière le vitalisme dynamique, *natura medicatrix*, d'Hippocrate, par ses longues expérimentations sur lui-même d'abord, et au grand hôpital de Gand, et par les déductions physiologiques qu'il a su très habilement en tirer.

« Juguler toutes les maladies aiguës au début, fièvres intermittentes et même continues ; — cette idée, base de toute la méthode, est venue au chirurgien en voyant tant d'opérations, à son hôpital, échouer par suite de la fièvre, et qu'il a pu conjurer par les alcaloïdes excitomoteurs.

« Tout en employant les médicaments dosimétriques on ne renonce pas aux ressources fournies par l'hygiène et même par la pharmacie officielle, loochs, sirops, tisanes, etc.

« Cette méthode, dit le maître, ne change rien à la vieille médecine, qui est et restera la médecine de tous les temps, parce qu'elle est fondée sur la nature ; il s'agit seulement, pour sa thérapeutique, d'armes plus précises que celles employées jusqu'ici.

« Plus d'expectation, moins d'anatomie pathologique. — Les médecins, faute d'une thérapeutique active, a dit mon savant ami A. Latour, ne sont que d'inutiles naturalistes, passant leur vie à décrire, à dessiner et à classer les maladies. C'est la thérapeutique qui élève et ennoblit notre art, et par elle seule cet art peut devenir une science.

« Et moi aussi, je me suis péniblement traîné dans cette même « classification ornière » pendant quarante-six ans ! Si je n'ai pas renoncé à ma pratique *hésitante*, c'est que j'ai toujours cru à la science et aux promesses de son avenir... Ai-je besoin de vous dire qu'aujourd'hui, je crois, je pratique, et, je propage le *Burggraevisme ?*

« Je m'en trouve bien et mes malades encore mieux.

« Après ces quelques renseignements sur la thérapeutique Dosimétrique, vous devez éprouver la curiosité d'en connaître l'auteur.

« Le docteur Burggraeve occupe une des premières places historiques dans la chirurgie contemporaine, par ses travaux et ses innovations ; comme médecin, depuis qu'il s'occupe de Dosimétrie raisonnée et systématisée, — je ne le désigne plus que par une dénomination familière ; pour moi, c'est l'Hippocrate belge...

« Un beau et robuste vieillard, — haute stature, — démarche droite et ferme ; — son *facies* indique une prédominance des facultés réflectives ; — son œil, ombragé par un sourcil bien fourni, va droit et loin ; — front d'un penseur *qui ne se contente pas de penser ;* — pour me résumer, au point de vue physionomique, le Dr Burggraeve doit joindre une grande force à une prodigieuse activité, ce qui m'a rappelé ce que Vicq-d'Azyr a dit, en faisant l'éloge de Haller : « La nature l'a traité avec le soin qu'elle ne prend que pour quelques hommes rares dont chaque siècle s'honore. »

Paracelse et Van-Helmont avaient leur panacée, — Arnaud de Villeneuve fit un traité *de conservandâ juventute* ; Burggraeve est moins prétentieux, il a lancé quelques bons petits livres sur l'hygiène d'une *modernité* séduisante ; et voici sa recette pour vivre longtemps et sainement :

« Quelques granules d'*arséniate de strychnine*, tous les soirs en se couchant, et une cuillerée à café de *sel de Sedlitz* à son lever, dans un verre d'eau.

« L'expérience en est faite, par lui, depuis plusieurs années et très heureusement : repos parfait de la nuit, point de fatigue physique, et son activité cérébrale, loin de faiblir par les années, se soutient, comme le prouve l'immense publicité à laquelle il tient tête.

« A son début, en France, notre confrère belge recueillit des suffrages qui durent bien l'encourager : « Je suis tout à fait sympathique à vos idées sur la Dosimétrie des médicaments, lui écrivit Jules Guérin, et je ne perdrai aucune occasion de la faire valoir. »

« Parlant dans son journal de la même méthode. Marchal de Calvi, — un VOYANT en médecine, — n'hésita pas à dire que l'œuvre du professeur de Gand resterait *considérable*.

« J'ai commencé par avoir foi dans l'expérience de « l'auteur de la Dosimétrie, ct j'ai expérimenté sur « moi-même et sur mes malades, et j'ai obtenu des « résultats étonnants. Messieurs les savants, descen« dez de votre piédestal, faites-vous petits, comme « nous, modestes médecins de la campagne. — Nous « ne sommes pas des savants, mais nous guérissons ; « que faut-il de plus ? c'est là toute notre ambition, elle « en vaut bien une autre. »

« Cher et savant confrère, je me permets seulement de vous citer ces quelques lignes d'un autre praticien convaincu, le Docteur Taulier ; — expérimentez à votre tour, — vous apprendrez à connaître la Dosimétrie mieux que par ces quelques pages à votre adresse ; vous y croirez aussi et n'hésiterez pas à la pratiquer, ainsi que moi. »

Dr MUNARET.

D'après ce que l'on vient de lire, nous n'avons pas, à insister davantage sur la valeur de la méthode et sur l'autorité de son auteur. Mais pour nous résumer, nous dirons que la médecine dosimétrique est aujourd'hui très appréciée d'un grand nombre de médecins et déjà bien connue du public. C'est en somme un mode de traitement à la fois commode, agréable et sûr. Ses médicaments sont administrés sous forme de granules, que les enfants ou les personnes les plus difficiles prennent sans la moindre répugnance.

Pour notre compte, nous préférons de beaucoup le granule à la potion. Est-ce à dire qu'il n'y ait pas d'autres modes d'administration des alcaloïdes. Ce serait méconnaître les avantages de certaines pommades à base d'alcaloïdes et aussi de l'injection hypodermique si utile dans les cas pressés. Mais, d'une façon générale, la médecine dosimétrique rejette les formes surannées de la vieille pharmacie : les opiats, les électuaires, les apozèmes, en un mot toutes les préparations compliquées, ces mélanges de drogues et de saveurs repoussantes respectés par les formulaires, mais qui aujourd'hui, en face des progrès de la science moderne, n'ont plus, en réalité, de raison d'être.

La réforme thérapeutique qui nous occupe n'a été divulguée qu'en 1872 en Belgique d'abord, puis en France. Pendant la guerre Franco-Allemande 1870-1871, étant aide-major au Val-de-Grâce, nous fumes détaché à la caserne de Lourcine dans laquelle se trouvait établi un hôpital de huit cent malades. Les jours de garde on nous amenait souvent de malheureux soldats grelottant la fièvre et dont souvent la misère physiologique était la véritable maladie. Que n'avions-nous alors à notre disposition ces précieux médicaments d'aujourd'hui ? Comme il nous eût été facile de soulager ces misères et de relever ces forces à l'aide de quelques granules ! Mais après tout l'aurions-nous pu, le règlement était là. Leur donner un lit était déjà beaucoup, quand la chose était possible, et puis ils attendaient la visite du lendemain matin, ou on prescrivait en leur faveur, la potion gommeuse, le vin de quinquina, ou la quinine suivant le cas. Qu'était-ce que tout cela pour des malades gravement atteints. Il nous venait des pneumoniques, des bronchitiques, des thyphiques et tant d'autres toujours gravement atteints. Ces différents malades étaient d'ailleurs soignés de différentes manières, puisque nos chefs se succédaient avec une rapidité étonnante, nous laissant souvent le service sur les bras. Ces médecins étaient les uns expectants convaincus, les autres sceptiques en tous points, c'est-à-dire ordonnant pour la forme, les autres étaient encore Broussaïtes, les autres classiques. C'est à peine si nous nous croyons encore, aujourd'hui, autorisés à critiquer la manière de faire de nos maîtres d'autrefois, dont nous avons toujours gardé le plus touchant souvenir, mais il ne faut pas oublier que tous étaient de bonne foi et puis on était dans un temps d'épreuves. C'était déjà beaucoup de pouvoir garder ses convictions sous la pluie d'obus que les Prussiens réservaient à nos pauvres malades. Pourtant il nous semble qu'aujourd'hui l'expectation a beaucoup perdu de sa valeur. Quant aux sceptiques c'est une autre affaire. Qu'on perde la foi dans la thérapeutique par ignorance ou par pédantisme, on reste sceptique. Le mal est incurable. Eh bien, mais, faut-il le dire? les Broussaïtes qui nous faisaient faire des saignées à outrance guérissaient souvent leurs malades, mais créaient des convalescences interminables. Plus sages encore étaient ceux de nos maîtres qui n'avaient point oublié les leçons de Trousseau. Ils faisaient et savaient faire de la thérapeutique active et le plus souvent leurs efforts étaient couronnés de succès. Nous avons beaucoup profité au cours de leurs savantes leçons. Mais qu'est-ce à dire! depuis ce temps encore la science a marché. La science du traitement a pu se mettre au niveau des autres parties des sciences médicales, étant devenue plus rationnelle par le fait même qu'elle repose sur une physiologie plus exacte. L'avenir est donc à la thérapeutique nouvelle. Ceux-là seuls qui savent apprécier ses ressources et ses bienfaits, sont à même d'en profiter. Pourtant, cher lecteur, pas trop d'égoïsme. N'oublions pas que nous sommes dans le siècle de la diffusion des lumières. Tâchons de faire connaître la vérité. Il y a là un impérieux devoir d'humanité.

CHAPITRE V

Des principaux alcaloïdes.

Strychnine, Brucine, Quassine. — La strychnine est le plus puissant alcaloïde que l'on connaisse. Il est le tonique direct du système nerveux. C'est l'incitant vital par excellence. Employé contre la prostration, il permet l'administration des autres alcaloïdes. C'est le releveur de la vie. On l'administre dans l'asthénie qui fait le propre de la plupart des maladies. En un mot c'est, comme le dit si bien Burggraeve, le cheval de bataille du médecin dosimètre. Sous son influence, tous les tissus augmentent de densité, la contractilité des vaisseaux s'accroît et les sécrétions se font avec plus de facilité par leurs émouctoires naturels. Voilà pourquoi il est si utile dans les affections sceptiques, typhoïdes, paludiques (arséniate de strychnine) dans les insuffisances nerveuses, la chloro anémie (hyppophosphite de strychnine), et même dans les inflammations saines et franches (sulfate de strychnine).

La strychnine est donnée dans la forme aiguë des maladies, à la dose d'un granule, toutes les demiheures ou tous les quarts d'heure, suivant le cas, seule ou associée à d'autres alcaloïdes; dans la forme chronique de 4 à 6 granules par jour. Mais pour la strychnine comme pour bien d'autres alcaloïdes, il n'y a pas, de règle fixe. Quelquefois, l'effet qu'on veut obtenir arrive après l'administration d'un ou deux ou trois granules, comme quelquefois il faut pousser très loin les doses. Le médecin est seul juge dans ce cas. Ce qu'il y a de certain c'est que la strychnine forme la base de la plupart des traitements ; judicieusement donnée, elle peut rendre des services signalés. Administrée dosimétriquement, elle ne peut jamais nuire.

Brucine. — Agit plus spécialement sur le système musculaire ; c'est la strychnine des enfants. Comme la strychnine, on l'associe souvent à d'autres alcaloïdes tels que l'atropine ou l'hyosnamine, quand il y a spasme (*strictum et laxum*) seule ou associée à d'autres médicaments. Elle convient très bien dans la bronchite capillaire, la pneumonie au début et à la fin pour empêcher la paralysie en activer l'expectoration. On sait combien souvent cette dernière est difficile et pénible dans la bronchite chronique et dans la phtysie pulmonaire. Nous ordonnons souvent à nos malades atteints de ces affections, l'association des trois granules suivants : brucine, codeïne, Iodoforme, ce dont ils se trouvent toujours bien.

Quassine. — La quassine n'agit que par la strychnine qu'elle contient. C'est le principe extractif du quassia-amara. Chacun sait aujourd'hui combien cet alcaloïde est préférable et de meilleur goût et de plus facile préhension que l'horrible macéré ou infusion, qu'autrefois les médecins faisaient, de bonne volonté ou de force, avaler à leurs malades. La quassine est le tonique de l'estomac. Elle relève l'appétit ; elle fait couler la bile plus facilement ; elle convient dans les apepsies et les dyspepsies. On la combine souvent avec la pepsine et la diastase : cela dit pour les malades, car les gros mangeurs savent déjà bien tout le parti qu'ils peuvent en tirer, deux ou trois granules à chaque principal repas.

Aconitine, Vératrine. — L'aconitine et la vératrine, seules ou associées à la digitaline, à la quinine et même à la strychnine, suivant le cas, sont des défervescents d'une haute valeur. Ils permettent d'obtenir ce que l'on est aujourd'hui convenu d'appeler la jugulation des maladies, maladies fébriles ou inflammatoires. C'est-à-dire qu'administrées coup sur coup, jusqu'à effet, ils ramènent le pouls et la chaleur à la moyenne physiologique. Ces alcaloïdes sont donc un puissant moyen de combattre la fièvre. On a souvent comparé la fièvre à un incendie qu'il faut se hâter d'éteindre. Il est constant que quelquefois la fièvre n'est que secondaire. Mais au début des maladies, la fièvre est un symptôme toujours dangereux et qu'il faut se hâter de combattre. On en a désormais les moyens, et quand le médecin est appelé à temps, il peut souvent, pour ne pas dire toujours, enrayer la maladie dans sa marche et l'empêcher ainsi de devenir organique.

Tel est le rôle important de ces deux alcaloïdes dans la fièvre ; mais il ne faut pas oublier que par ces mêmes qualités, l'aconitine par exemple réussit très bien dans les congestions cérébrales, dans la goutte, le rhumatisme et les névralgies de la cinquième paire. La vératrine agit de la même manière et dans les mêmes cas, mais elle a une qualité qui lui est pour ainsi dire personnelle ; prise à la dose de quelques granules, elle amène à la peau une certaine fraîcheur et est plus particulièrement recommandée dans les maladies aigues : fièvres éruptives (rougeole, variole, etc.), et dans les maladies chroniques (eczéma, ecthyma).

NOTA : Se défier de ces alcaloïdes dans la fièvre adynamique (pneumonie ataxique ou typhoïde).

Digitaline, *Colchicine*, *Scillitine*, *Asparagine*. — La digitaline est défervescente parce que son emploi modéré ou plutôt dosimétrique amène la sédation du cœur et de la circulation. Mais en même temps elle est diurétique, parce qu'elle diminue la pression intravasculaire ; elle est donc antiphlogistique. Aussi est-elle utilement employée pour combattre les congestions, les épanchements. La digitaline d'abord, la scillitine et la colchicine ensuite sont administrées dans tous les cas où les urines sont rares et chargées, afin d'empêcher l'urémie. Mais encore faut-il distinguer ?

La *colchicine*, comme autrefois le vin de colchique, est le remède des rhumatisants et des goutteux. Comme le vin de colchique, la colchicine agit comme diurétique. User de cette dernière modérément, et ne pas abuser de l'autre, voilà le très salutaire conseil que nous donnons aux goutteux, s'ils ne veulent voir leur mal se changer en des accidents plus graves. On élimine la goutte peu à peu, on ne la change pas brusquement de place sans danger.

La *scillitine* est un bon diurétique, mais elle est en même temps un excellent modificateur des muqueuses respiratoires. Elle convient donc également dans le bronchorrhée, dans l'asthme humide et dans les catarrhes chroniques.

L'*asparagine* est pour nous un alcaloïde sans valeur. De bonnes asperges à la saison, quand il n'y a pas irritation des voies urinaires, ou une infusion ou décoction de racines d'asperges, agrémentée de sirop de Tolu, font souvent mieux l'affaire du malade, à défaut des alcaloïdes précités. Pour ce qui est de la digitaline, on lui a fait le reproche mérité de s'accumuler dans l'économie. Elle a, en effet, cela de commun avec la plante-mère la digitale. Mais dans les affections organiques, ou quand il faut l'employer longtemps, on en est quitte pour lui associer une préparation métallique : arséniate de fer ou autre, ou un métalloïde : iode brome.

Cela est d'autant plus important, que cette combinaison permet de ne point se priver, dans certains cas, d'un médicament que souvent nul autre ne peut remplacer.

Morphine (*Chlorhydrate*, *Iodhydrate*, *Bromhydrate*), *Codéine*, *Narcéine*. — Les sels de morphine sont le plus souvent employés contre l'élément douleur. Ils calment le système nerveux, mais il ne faut pas oublier que, comme l'opium, ils excitent le système vasculaire.

Le chlorhydrate de morphine est très employé en injections hypodermiques, mais les granules de chlorhydrate de morphine étant solubles en leur totalité, à dose voulue, amènent un calme presqu'aussi prompt que l'injection hypodermique. Ses usages sont trop connus pour que nous les rappelions ici.

Le bromhydrate de morphine est une très bonne préparation. On l'associe souvent au bromhydrate de cicutine (Voir ce dernier).

L'iodhydrate de morphine s'emploie surtout dans la photophobie des scrofuleux.

Codéine a l'avantage de ne point resserrer le corps comme la morphine. Convient admirablement dans la médecine infantile.

Excellent calmant dans les irritations des premières voies.

Narcéine a les mêmes propriétés que la codéine, mais en raison de son action stimulante, on la préfère quand il y a torpeur.

Atropine, Hyosciamine, Daturine, Cicutine. — L'atropine et l'hyosciamine comme la morphine calment la douleur, mais agissent surtout sur l'élément : spasme, comme dans l'iléus, les cardialgies, les gastralgies, les entéralgies, les cystalgies, la hernie étranglée, et enfin dans les névroses. Nous nous méfions de l'atropine, nous lui préférons de beaucoup son sulfate et mieux encore son valérianate. L'hyosciamine est un excellent médicament qui n'a qu'un tort, celui d'apporter une grande sécheresse de la bouche, de la gorge et du nez, et de produire de la mydriase. Ces effets n'ont lieu bien entendu que si l'on pousse trop loin les dôses, ce qui n'est pas nécessaire, tellement ce médicament répond à l'appel du médecin. Généralement quelques granules suffisent pour obtenir l'effet qu'on en attend.

En somme, très bonne préparation l'hyosciamine, à laquelle on pourra reprocher tant qu'on voudra sa composition imparfaite ; mais qu'importe, s'il donne ce qu'on lui demande.

Nous ne parlerons pas ici des services que peut rendre l'atropine employée à l'extérieur, en collyre par exemple ; mais nous devons dire un mot de ses qualités antisudorales : l'atropine ou son sulfate est employée contre les sueurs exagérées non critiques. Qu'on la donne contre les sueurs des phtysiques ou autres, il est essentiel que le sujet ne soit pas trop débilité et que chez lui on n'ait pas à craindre la diarrhée.

La daturine est très souvent employée aux lieu et place de l'atropine et de l'hyosciamine, c'est dire qu'elle en a les qualités.

La Cicutine est un merveilleux calmant de la sensibilité et de la contractibilité, aussi l'emploie-t-on avec succès dans les affections les plus rebelles et les plus difficiles. Elle nous a toujours réussi dans les névralgies intercostales et les névralgies en général, et dans les douleurs des cancers qui font souvent le désespoir du malade et du médecin.

Son bromhydrate est surtout employé contre les lançures du cerveau. Il est bien préférable au bromhydrate de morphine. Sa grande efficacité et son innocuité font qu'il peut être avantageusement employé dans les maladies des enfants.

Quinine. — Les sels de quinine sont des médicaments héroïques dans les fièvres torpides ou d'accès. Ce sont de plus des antimiasmatiques parfaits. Ils sont antipyriques; mais surtout antipériodiques. Le sulfate de quinine est depuis longtemps connu pour son usage dans les fièvres intermittentes, les fièvres palustres et les fièvres pernicieuses. Mais généralement on abuse de ce précieux médicament qu'on administre à doses massives. Ces dernières conviennent tout au plus dans les fièvres pernicieuses qui n'admettent pas de temporisation. Il est mieux, pour l'usage ordinaire, de l'employer à dose dosimétrique. En dehors du sulfate de quinine, Burggraeve recommande l'*arséniate de quinine* comme antimiasmatique souverain dans les fièvres infectieuses et typhoïdes, et dans la cachexie paludéenne.

L'*hydro-ferro-cyanate de quinine* dans toutes les maladies d'accès, notamment les névralgies.

Le bromhydrate de quinine, comme excellent fébrifuge, surtout contre les irritations de la moelle épinière.

Et enfin, le valérianate de quinine dans les fièvres nerveuses, la choro-anémie, les convulsions choréiformes, etc.

Caféine. — La caféine est le tonique du cerveau qu'il tient en éveil. Il convient donc dans les céphalées congestives, les migraines et le coma.

On doit lui préférer son citrate, comme plus soluble, que l'alcaloïde lui-même; son arséniate, quand on veut agir en même temps sur l'estomac; son valérianate, dans la migraine confirmée.

Émétine. — Alcaloïde de l'ipécacuanha, dont les effets sont bien connus. C'est à l'émétine que l'ipécacuanha doit sa propriété vomitive. C'est le meilleur évacuant et contro-stimulant qu'on puisse administrer aux enfants. Comme contro-stimulant, 1, 2, 3, 4, 5, 6 granules dans une journée, suivant l'âge ; comme vomitif, 1, 2, 3, 4, 5 granules, un tous les cinq minutes, jusqu'à effet ; chez les grandes personnes, qui redoutent l'odeur nauseuse des vomitifs, 3 par 3, jusqu'à concurrence de 15 à 20 granules, et l'effet est obtenu. Eau tiède à volonté.

Élatérine, Jalapine, Colocynthine, Podophyllin. — L'élatérine, la jalapine, sont des toniques laxatifs portant leur action sur le gros intestin ; la colocynthine agit plus spécialement sur l'intestin grêle. Ces alcaloïdes, comme le podophyllin, conviennent dans tous les cas de paresse ou d'atonie des voies intestinales. Le podophyllin mérite une mention spéciale : aux personnes qui refusent absolument le seddlitz granulé, le matin à jeun, nons ordonnons de prendre le soir en se couchant podophyllin, 2 granules, et arséniate de strychnine, 1 granule. Par ce simple moyen, nous avons souvent raison de constipations opiniâtres.

Pipérine, Cubébine. — Peuvent remplacer avantageusement les différentes préparations de cubèbe et de copahu.

Tannin, Acide tannique. — S'emploie dans les relâchements et fleurs blanches.

Nota : Le tannin est un excellent contre-poison de

la morphine, des autres alcaloïdes végétaux et leurs sels.

Ergotine. — L'ergotine a une action marquée sur le système utérin. Elle est employée dans les métrorrhagies, mais convient également dans l'aménorrhée, seule ou associée à la strychnine ou à l'hyosciamine.

Elle sert également dans les hémoptysies.

CHAPITRE VI

Conclusions.

Par la simple étude qui précède, on peut juger de la valeur et de l'importance des alcaloïdes en thérapeutique. Évidemment, nous n'en avons donné ici qu'un simple aperçu ; nous en avons passé, et de nombreux, ne nous attachant qu'à signaler à grands traits les principaux, les alcaloïdes tête de ligne, comme on dit. Cette étude est très attachante, comme on le voit, et nous espérons pouvoir la compléter dans un avenir prochain; nous ne voulons pour l'heure que démontrer les services qu'ils peuvent rendre. Les alcaloïdes, en effet, peuvent entrer en ligne de compte avec les médicaments les plus sérieux. Sont-ils à eux seuls suffisants en thérapeutique usuelle ? Nous ne le croyons pas, quoique cependant on puisse les voir reparaître constamment dans l'association des autres médicaments. Cependant on peut dire d'eux, que, s'ils ne constituent pas le tout de la thérapeutique, ils lui forment une base très solide. D'ailleurs, nous ne récusons aucun moyen de l'art de guérir, pourvu qu'ils soit rationnel et sûr, et ils sont nombreux, ceux que le praticien habile peut mettre en œuvre. La dosimétrie elle-même, qui nous a servi de guide dans nos travaux, emploie elle-même les arséniates comme reconstituants; les benzoates d'ammoniaque de soude, etc., comme neutralisants; les iodures, les bromures, les sulfures, comme spécifiques; le chloroforme, l'iodoforme, le croton chloral, comme anesthésiques; les valérianates, comme antispasmodiques et calmants. L'alcaloïdo-thérapie, étant elle-même un progrès doit admettre le progrès. D'ailleurs, en cela, elle ne fait que suivre la marche ascendante des autres parties des sciences médicales qui, dans ces derniers temps, ont fait des progrès énormes, et qui menaçaient de laisser bien loin derrière elles la thérapeutique, la science du remède, l'art de guérir proprement dit.

CHAPITRE VII

Ici pour ainsi dire se termine notre travail comme étude des alcaloïdes. Mais nous nous attendons à une question : si la découverte des alcaloïdes a pu intéresser la science, du moins a-t-elle quelque avantage réel dans le traitement des maladies ? Voilà ce que le public est surtout en droit de demander. Par public, nous entendons ceux qui souffrent et qui ont vainement cherché un remède à leurs maux ; par public, nous entendons les personnes qui, quoique étrangères à la science, pourtant s'y intéressent et sont susceptibles de comprendre. Aux uns comme aux autres nous répondrons par un article du maître, que nous extrayons du *Répertoire universel de Médecine dosimétrique*, et que le professeur Burggraeve intitule ainsi :

La Dosimétrie devant le public ou un Conseil confraternel.

« Depuis que j'ai rouvert mon cabinet de consultation, je m'aperçois combien la médecine dosimétrique a fait de progrès dans le public. Il n'y a pas de jour que je ne reçoive des consultants qui ont essayé de l'allopathie et de l'homœopathie sans aucun soulagement. Il n'est donc pas étonnant qu'ils viennent demander secours à la dosimétrie. Je constate également combien cette méthode est sûre et commode, parce que, alors même que le diagnostic ne peut être porté de prime abord, et en attendant que la cause du mal soit connue, elle soulage les malades sans rien préjuger de la guérison. Les médicaments dosimétriques sont surtout précieux dans ces cas, parce qu'ils servent souvent de pierre de touche, c'est-à-dire qu'ils font reconnaître la nature du mal. Ainsi, un jour, c'est un malade chloro-anémique qui a pu se croire poitrinaire et pour lequel l'allopathie et l'homœopathie ont été impuissantes. La strychnine relève ses forces ; l'aconitine, la digitaline font cesser les mouvements désordonnés du cœur et lui rendent le repos de la nuit, en attendant que les arséniates d'antimoine, de soude, de fer, etc., aient rétabli les fonctions nutritives dans leur état physiologique. — Un autre jour, c'est un asthmatique ; on l'a saigné parce qu'il est congestionné, mais son oppression a été constante. L'hyosciamine, la strychnine, les arséniates ne tardent point à amener une amélioration notable dans son état et lui rendre l'espoir de la santé. — Parlerai-je de cas aigus, de ces inflammations que l'aconitine, la vératrine, abattent comme par enchantement ? de ces fièvres éruptives que les alcaloïdes défervescents font évoluer de la manière la plus bénigne ? C'est que, avec la dosimétrie, il n'y a plus d'expectation, plus de tâtonnement, on voit le but et on va droit à lui.

« Mon service d'hôpital parle plus haut que tout le reste. Là, les choses se passent au vu et au su de tout le monde. Il n'y a pas moyen de rien cacher ou de donner le change sur des insuccès. Or, les registres de l'établissement sont là pour constater que dans le quartier de chirurgie (hommes) il n'y a plus de mortalités (s'entend de celles qui peuvent être prévenues par un bon traitement). A cela qu'y a-t-il à répondre? Rien; il faut s'incliner devant les faits. Il nous arrive d'être appelé par la famille des patients, et là encore de prouver les ressources infinies de la dosimétrie, même dans les cas désespérés, — indépendamment que cette désespérance est souvent le fait de l'impuissance de l'art. — S'agit-il d'une dégénérescence hypertrophique du cœur avec infiltration générale par suite de l'affaiblissement de la circulation? Les arséniates de strychnine, de soude, de fer, ont souvent permis à des malades, condamnés à une mort prochaine, de vivre des semaines et des mois et de pouvoir ainsi mettre ordre à leurs affaires. Or, le public qui sait cela — parce que ces faits se passent sous ses yeux — n'ignore pas que c'est à la dosimétrie qu'ils sont dus, car l'allopathie a souvent le tort de trop se presser dans ses jugements. Beaucoup de personnes ont des vertiges *sur place*, ou ce que Trousseau nommait *vertigo a stomaco læso;* la crainte d'une apoplexie faisait qu'on les saignait et les mettait à la diète, et ainsi on augmentait les vertiges. Ces malades finissaient par s'infiltrer et succombaient à des attaques séreuses. Quoi d'étonnant puisqu'on n'a rien fait pour relever les forces digestives et activer ainsi la circulation (car c'était l'hypostase ou la stagnation du sang qui causait leurs vertiges)? La quassine, quelquefois la strychnine, l'hyosciamine (s'il y avait spasme), faisaient disparaître les prétendues congestions. — D'autres fois, il arrive qu'un malade est urémique et se trouve dans un état d'excitation nerveuse indicible, ou bien dans une grande hébétude, somnolent, comateux ; la vue est troublée, il y a amblyopie, quelquefois cécité complète ; il y a des tintements d'oreilles, des mouvements irréguliers, des vacillations ou tournoiements, des douleurs dans les membres et les articulations, etc. Ici encore on pourrait croire à un état congestif aigu, et on serait tenté de saigner — ce qui serait une erreur complète (nous ne disons pas qu'on ne le fasse quelquefois) — ou bien d'administrer le salicylate de soude à haute dose, sous prétexte de rhumatisme, au risque d'augmenter les symptômes urémiques. Et remarquons que ce sont souvent des médecins qui commettent cette erreur eux-mêmes. Dernièrement, un brave confrère de la campagne nous disait qu'il avait failli être victime du spécifique nouveau. Il prenait, pour des douleurs dans les membres, du salicylate de soude à la dose de 5 grammes par jour, quand un beau matin, en faisant sa tournée, il lui sembla qu'un vent violent s'élevait et son cabriolet se renversait. C'était lui qui était pris de vertiges *salicyliques* (le mot mérite de rester, plutôt que le vertige stomachique de Trousseau).

« Parlerons-nous des affections des voies urinaires, surtout chez des personnes d'âge ? Combien de fois n'arrive-t-il point que des rétentions d'urines qu'on croit matérielles, mécaniques, cèdent à la strychnine, l'hyosciamine, l'hydro-ferrocyanate de quinine ? Le *Repertoire* en a cité trop d'exemples pour qu'il soit nécessaire de les rappeler ici.

« Dr BURGGRAEVE. »

CHAPITRE VIII

Manière de prendre les granules : faut-il les avaler ou les mâcher ? — Importance d'un bon choix de médicaments dosimétriques, pour leur solubilité, leur pureté, la constance de leurs effets.

Si nous avons reproduit *in extenso* l'article que l'on vient de lire, c'est que nous avons tenu à laisser à son auteur le soin, bien légitime, de justifier son œuvre. Mais l'œuvre de Burggraeve n'est pas restée l'œuvre d'un seul. Un grand nombre de médecins, amis de la science et du progrès, se sont emparés de son idée et de ses moyens et ont, comme le professeur lui-même, osé expérimenter au lit du malade. Je dis osé ! Eh oui, parce qu'on nous avait fait peur avec ces mots : strychnine, aconitine, digitaline et autres qu'on considérait comme des poisons redoutables et non comme des remèdes précieux. Poisons ils étaient en effet bien plus que remèdes de la manière dont on avait habitude de les administrer. Administrer, qu'ai-je dit ? La vérité est qu'on ne s'en servait pas, du moins aussi couramment qu'aujourd'hui. Voilà pourquoi souvent on laissait abandonnés à leur malheureux sort de pauvres malades qu'on aurait pu guérir souvent, soulager toujours. On sait le reste. En peu de temps, la médecine dosimétrique a fourni une brillante carrière. Elle a été justement appréciée par les médecins qui ont bien voulu en faire un loyal essai. Comme aux médecins, elle a plu aux malades :

1° Parce que les moyens préconisés par Burggraeve sont sûrs, c'est-à-dire que l'alcaloïde granulé n'a pas le danger des médicaments composés et que par son fractionnement on peut proportionner le remède à la résistance du mal.

2° Parce que, avec eux, on peut toujours aller vite. Il est facile de les avoir toujours sous la main, le remède est tout préparé. On peut donc ainsi combattre le mal au début. On peut faire taire la douleur instantanément. De plus la substance prise étant complètement soluble est rapidement absorbée, et permet de recourir à de nouvelles doses, s'il y a lieu.

3° Enfin, parce que le remède se présente sous une forme agréable. Le granule, en effet, n'occasionne aucun dégoût ni déboire au malade. Les enfants comme les personnes les plus susceptibles les prennent avec entrain parce qu'elles savent qu'elles vont en obteniru n soulagement immédiat. Pourtant il n'y a pas de roses sans épines. La forme granulaire a été justement adoptée pour masquer le goût, l'âcreté ou l'amertume de certains médicaments. Or des enfants, certaines grandes personnes même, sont quelquefois tentés de les mâcher, de les croquer, et s'ils tombent sur un granule de brucine, de strychnine, d'aconitine par exemple, on voit d'ici leur déception, j'allais dire leur grimace. Pour parer à ce petit inconvénient, il suffit de faire connaître les médicaments granulés ou autres qui peuvent ou ne peuvent pas, doivent ou ne doivent pas être mâchés.

Médicaments qui ne peuvent pas et ne doivent pas être mâchés.	**Médicaments qui peuvent ou qui doivent être mâchés.**
Atropine et ses sels.	Asparagine.
Aconitine.	Acide phosphorique.
Arséniate de quinine.	Acide benzoïque.
Arséniate de strychnine.	Calomel.
Acide arsénieux.	Codéine.
Arséniate de fer.	Cubébine.
Benzoate de soude.	Caféine (et citrate de).
Benzoate d'ammoniaque.	Émétine.
Bromure de potassium.	Iodure de manganèse.
Brucine.	Kermès minéral.
Bi-iodure de mercure.	Iodoforme.
Cicutine.	Jalapine.
Colchicine.	Hypophosphite de chaux.
Cyanure de zinc.	Phosphate de chaux. (Peut se donner avec les aliments.)
Colocynthine.	Phosphate de fer. (Peut se donner avec les aliments.)
Digitaline.	Quassine.
Émétique.	
Hyosciamine.	
Iodure mercurique.	
Pepsine.	
Santonine.	
Vératrine.	

Nous aurions pu avec ces quelques indications donner les caractères subjectifs des médicaments dont nous venons de parler. Aux personnes curieuses de s'instruire à ce sujet nous dirons : mâchez, si vous le voulez bien, un granule de strychnine, cela vous servira à vous instruire doublement. 1° Vous constaterez dans la bouche une amertume formidable et un resserrement significatif des mâchoires ; 2° vous reconnaîtrez par le fait même la présence réelle d'un médicament que vous chercheriez vainement dans un globule homœotpathique avec lequel on le confond souvent. Mais en signalant ici les granules qui ne doivent pas être mâchés, nous avons voulu justement éviter aux malades cette expérience toujours désagréable.

Maintenant, dans un alcaloïde de même nom y a-t-il toujours la même composition chimique ? Malheureusement non. L'alcaloïde varie de composition et par conséquent de valeur d'une officine à l'autre. Ainsi, pour ne parler que de l'aconitine qui nous a constamment servi de thème au cours de ce travail, il y a une aconitine amorphe et une aconitine cristallisée. A laquelle des deux doit-on accorder la préférence ? Cela devient l'affaire du médecin traitant, seul juge du médicament qu'il emploie. Pourtant nous devons dire qu'il est absolument important, si on ne veut pas avoir de mécompte, d'employer toujours la même. Les deux alcaloïdes, différant absolument par leur composition chimique, ne peuvent être donnés aux mêmes doses. Ainsi des autres alcaloïdes. Voilà pourquoi nous en revenons toujours aux granules Chanteaud-Burggraeve. Seuls ils nous offrent, par leur formule constante, sécurité et pour nous-même et pour nos malades. A l'heure du péril, il faut des armes sûres. Nous aimons la thérapeutique active, mais nous aimons la faire de tout repos. L'alcaloïde est d'un grand secours en thérapeutique, mais encore faut-il qu'il ne puisse nuire en aucun cas. *Primo non nocere*, comme a dit le père de la médecine. Et ce dernier point est d'autant plus important que s'il y a aujourd'hui une thérapeutique dosimétrique scientifique, pratiquée par des médecins consciencieux et habiles, il y aura demain une thérapeutique dosimétrique empirique. Les donneurs de conseils

TABLE DES MATIÈRES.

Imp. Georges Jacob — Orléans.

www.ingramcontent.com/pod-product-compliance
Ingram Content Group UK Ltd.
Pitfield, Milton Keynes, MK11 3LW, UK
UKHW020450230726
13925UKWH00005B/1853

9 782014 073904